BEI GRIN MACHT SICH IHR WISSEN BEZAHLT

Bibliografische Information der Deutschen Nationalbibliothek:

Die Deutsche Bibliothek verzeichnet diese Publikation in der Deutschen National-bibliografie; detaillierte bibliografische Daten sind im Internet über http://dnb.d-nb.de/ abrufbar.

Impressum:

Copyright © 2017 GRIN Verlag
Druck und Bindung: Books on Demand GmbH, Norderstedt Germany
ISBN: 9783668925656

Dieses Buch bei GRIN:

https://www.grin.com/document/463648

Anton Sulger

Konzeption eines Projektes zur Gesundheitsförderung und Prävention in der Lebenswelt Schule

GRIN Verlag

GRIN - Your knowledge has value

Der GRIN Verlag publiziert seit 1998 wissenschaftliche Arbeiten von Studenten, Hochschullehrern und anderen Akademikern als eBook und gedrucktes Buch. Die Verlagswebsite www.grin.com ist die ideale Plattform zur Veröffentlichung von Hausarbeiten, Abschlussarbeiten, wissenschaftlichen Aufsätzen, Dissertationen und Fachbüchern.

Besuchen Sie uns im Internet:

http://www.grin.com/

http://www.facebook.com/grincom

http://www.twitter.com/grin_com

Deutsche Hochschule für

Prävention und Gesundheitsmanagement

Hermann Neuberger Sportschule 3

66123 Saarbrücken

Einsendeaufgabe

Fachmodul:	**Gesundheitsförderung und Prävention in Lebenswelten**
Studiengang:	**Gesundheitsmanagement**
Datum **Präsenzphase**	**19.06.2017 - 22.06.2017**
Name, Vorname:	**Sulger, Anton**
Studienort:	**Saarbrücken**
Semester:	**WS 2014**

Inhaltsverzeichnis

1 Analyse der Ausgangssituation

1.1 Rahmenbedingungen

Das gewählte Setting ist die Grundschule mit dem Namen „Xxx" am Staden in Saarbrücken. Der Staden ist eine wohlhabende Wohngegend mit vorwiegend sozial stärkeren
Familien. Die Schule hat derzeit 234 Schüler, die von insgesamt 18 Lehrern betreut werden. Sie bietet täglich fünf Stunden Vormittagsunterricht. Um 7:45 Uhr werden in der
Schule die Eingänge geöffnet. Die Schüler haben bis zu sechs Unterrichtsstunden, welche spätestens um 13:20 Uhr enden. Über den Tag verteilt haben die Schüler zwei große
Pausen von jeweils 25 Minuten.

Die Grundschule verfügt über einen Musiksaal, einen Theatersaal, eine Turnhalle, eine
Bibliothek, einen Computerraum, einen Schulhof, einen Schulgarten, einen eingezäun-
ten Fußballplatz und Spielgeräte.

1.2 Personengruppen im gewählten Setting

1.2.1 Überblick Personengruppen

Im gewählten Setting sind folgende Personengruppen vertreten:

1. Lehrer
2. Schüler
3. Nichtunterrichtendes Personal
4. Eltern

1.2.2 Auswahl zweier Personengruppen

In der folgenden Tabelle werde ich zwei ausgewählte Personengruppen hinsichtlich ihrer Anzahl, ihrer Altersstruktur und ihres Geschlechterverhältnisses dar.

Tabelle 1: Personengruppen

Personengruppe	Anzahl	Altersstruktur	Geschlechterverhältnis
Lehrer	18	Ø 54 Jahre	100% weiblich
Schüler	234	Ø 7,7 Jahre	60% männlich 40% weiblich

1.2.3 Arbeitstag Lehrer

Der durchschnittliche Arbeitstag eines Lehrers an der Grundschule Xxx beginnt mit dem Aufsperren der Türen zur Schule sowie zu den Klassenräumen um 7:45 Uhr am Morgen. Nachdem die Schüler sich in den Klassenräumen eingefunden haben, beginnt der erste Unterrichtsblock um 8:00 Uhr und dauert bis 9:30 Uhr. Diesen Zeitraum verbringt der Lehrer größtenteils sitzend und stehend.

Anschließend beginnt die erste 'große Pause' von 25 Minuten, in welcher der Lehrer den Raum wechselt und eine erste Mahlzeit am Arbeitstag einnimmt.

Nach der Pause um 9:55 Uhr beginnt der zweite Unterrichtsblock, in dem der Lehrer wieder größtenteils sitzt oder steht bis diese um 11:25 Uhr endet.

Im Anschluss daran folgt von 11:25 Uhr bis 12:50 Uhr die zweite große Pause und auch die zweite Mahlzeit am Arbeitstag.

Zum Abschluss ist ein letzter Unterrichtsblock angesetzt, welcher bis 13:20 Uhr andauert. Wie in den zwei vorangegangenen Unterrichtsblöcken sitzt und steht der Lehrer in diesem Unterrichtsblock weitestgehend.

Nach dem letzten Gong ist für den Lehrer der Schultag noch nicht vorbei.

Nach einer gemeinsamen Lehrerbesprechung folgen zu Hause noch Korrekturen von Arbeiten der Schüler und die Planung von außerschulischen Veranstaltungen, wie z.B. Elternabenden.

Fazit:

Die einzige Bewegung, die der Lehrer an seinem Arbeitstag bekommt, ist der Weg zur Arbeit, der Weg wieder nach Hause (wobei diese meistens mit dem Auto zurückgelegt werden) sowie die Raumwechsel zwischen den Unterrichtsblöcken.

Ansonsten verbringt der Lehrer seinen Arbeitstag vorwiegend sitzend und stehend.

Im Hinblick auf die Kalorienbilanz ist dieser Faktor ausschlaggebend. Dadurch, dass der Lehrer an der Grundschule nur halbtags arbeitet, wird jedoch der Effekt wieder abgeschwächt.

Der Lehrer hat über den Tag hinweg zwei Pausen, in denen er etwas essen kann, allerdings ist die halbe Stunde nicht ausreichend, um sich etwas Gesundes zuzubereiten, weshalb er auf Fertiggerichte, kaltes Essen oder Snacks zurückgreifen muss.

Vom gesundheitlichen Standpunkt ist diese Ernährungsweise nachteilhaft, da Fertiggerichte, Snacks etc. meist eine hohe Gesamtkalorienzahl aufweisen und minderwertige Zucker (Einfachzucker), Fette (Omega-6-Fettsäuren und ungesättigte Fettsäuren) sowie Aminosäuren beinhalten und sich somit negativ auf den physischen Gesundheitszustand des Lehrers auswirken kann.

Während der gesamten Arbeitszeit ist der Lehrer dem Lärm der Kinder ausgesetzt; eine ausgiebige Entspannung ist in den Pausenzeiten auch nicht möglich, da die Kinder meist laut sind und es gegessen wird.

Hinzu kommt, dass sich der Lehrerberuf heutzutage mehr und mehr zu einem Kultur-, Gesellschafts- und Sozialberuf entwickelt (Ulrich, 1996), was dazu führt, dass der Lehrer einer Mehrfachbelastung ausgesetzt ist (Schaarschmidt, 2005). Diese Mehrfachbelastung kann sich auch negativ, vor allem auf dem psychischen Gesundheitszustand des Lehrers, auswirken.

1.2.4   Schultag Schüler

Der Weg zur Schule wird von dem Schüler vorwiegend mit dem Bus oder zu Fuß zurückgelegt.

Der Schultag beginnt mit dem Betreten der Schule. Er sucht zunächst seinen Klassenraum auf, um den ersten Unterrichtsblock von 8:00 Uhr bis 9:30 Uhr zu absolvieren. Während des ersten Blockes sitzt der Schüler größtenteils.

In der ersten großen Pause hat der Grundschüler von 9:30 Uhr bis 9:55 Uhr die erste Möglichkeit zu spielen, sich zu bewegen und sein erstes Pausenbrot zu sich zu nehmen.

Zurück im Klassenraum erwartet den Heranwachsenden der nächste Unterrichtsblock im Sitzen bis 11:25 Uhr.

Danach geht es wieder in eine 25-minütige Pause, in der der Schüler sich körperlich ertüchtigen und eine kleine Mahlzeit zu sich nehmen kann.

Der letzte Unterrichtsblock, in welchem der Schüler sich kaum bewegt, endet um 13:20 Uhr.

Nach dem Unterricht wird an der Schule noch eine Hausaufgabenbetreuung angeboten, in welcher die Kinder Aufgaben lösen und manchmal auch spielen.

Die Hausaufgabenbetreuung endet um 16:00 Uhr und es ist den Eltern freigestellt, ob ihre Kinder daran teilnehmen sollen oder nicht.

Fazit:

Der Schüler hat ca. eine Stunde Bewegung am Tag im Setting Schule: auf dem Schulweg und in den großen Pausen. Für einen Heranwachsenden ist die körperliche Ertüchtigung sehr wichtig, da schon im frühen Kindesalter die Weichen für die gesundheitliche Entwicklung der Schüler gestellt werden können.

Das Bewegungspensum des Grundschülers hängt davon ab, wie er sich in den Pausen beschäftigt. Alles in allem hat der Schüler genug Zeit, um sich zu bewegen. Allerdings ist nicht zu erwarten, dass er sich in jeder seiner Pausen ständig bewegt, da die langen Unterrichtsblöcke zur Erschöpfung des Heranwachsenden führen können.

Die Ernährungsweise über den Schultag ist stark davon abhängig, wie gesundheitsbewusst die Eltern des Kindes sind, da die meiste Nahrung, die es zu sich nimmt, von den Eltern ausgesucht und vorbereitet wird.

Aus gesundheitlicher Sicht ist dies von Interesse, da eine Aufklärung der Eltern über gesunde Ernährungsweisen dazu führen kann, die körperliche und geistige Gesundheit des Kindes zu erhalten und zu fördern.

Die Tatsache, dass der Schüler Prüfungen ablegen und Hausaufgaben erledigen muss, kann zu Stress führen, was sich negativ auf den Gesundheitszustand auswirken kann.

Auch Mobbing kann in Grundschulen zum Problem werden, welches die Gesundheit des Kindes gefährdet.

1.3 Analyse gesundheitsbezogener Daten

1.3.1 Lehrer

Belastungsfaktoren für Lehrer im heutigen Schulsystem sind häufig Zeitdruck, Arbeitszeit, Schullärm, zu große Klassen, Probleme mit den Schulbehörden und mangelnde Autonomie, aber auch Leistungsschwäche sowie Verhaltensauffälligkeiten und mangelnde Motivation der Schüler, Problemverhalten der Eltern und geringes gesellschaftliches Ansehen. Aufgrund dieses Belastungsprofils dominiert die psychoemotionale Belastung. Die Lehrkräfte selbst schätzen die Belastung, die sie durch ihren Schulalltag erfahren, als sehr hoch ein. (vgl. Scheuch et al., 2010).

Im Vergleich zur Allgemeinbevölkerung haben die Lehrkräfte geringer ausgeprägte kardiovaskuläre Risikofaktoren (ausgenommen Hypertonie). Muskel-Skelett- und Herz-Kreislauf-Erkrankungen gehören jedoch wie in anderen Berufsgruppen immer noch zu den häufigsten Erkrankungen. Betrachtet man psychische und psychosomatische Erkrankungen sowie unspezifische Beschwerden wie Erschöpfung, Müdigkeit, Kopfschmerzen, Angespanntheit und Atemwegserkrankungen, so ist festzustellen, dass Lehrkräfte vergleichsweise häufig an den o.g. gesundheitlichen Einschränkungen leiden. Somit liegt der Krankenstand der gesetzlich krankenversicherten Lehrkräfte unter dem aller Pflichtversicherten, wobei die Hauptgründe für Frühpensionierungen psychischer und psychosomatischer Natur sind (32-50% aller Fälle) (Deutsches Ärzteblatt, 2015).

Laut Seibt et al. (2011) sind nur 28% der Lehrkräfte erkrankungsfrei.

22% der Beschäftigten in der Branche „Unterricht und Erziehung" leiden unter emotionaler Erschöpfung. Im Branchenvergleich entspricht dies dem zweithöchsten Wert. In den letzten 25 Jahren hat sich die Morbiditätsstruktur in dieser Berufsgruppe nicht signifikant verändert. Im Hinblick auf das Burn-out-Syndrom liegen bis heute keine verlässlichen Daten vor (Deutsches Ärzteblatt, 2015).

Badura et. al (2014) stellen fest, dass angestellte, gesetzlich versicherte Lehrkräfte meist einen geringeren Krankenstand als der Durchschnitt der in der jeweiligen Krankenkasse Versicherten haben. Die Dauer der auftretenden Erkrankungen ist ebenfalls geringer.

Im geschlechtsspezifischen Vergleich zum lehrerbezogenen Krankenstand der AOK-Versicherten zeichnen sich höhere Zahlen für weibliche als für männliche Lehrkräfte ab, während die Erkrankungsdauer ähnlich ist.

Im Jahr 2014 lag der Anteil langzeiterkrankter Lehrkräfte an allgemeinbildenden Schulen in Deutschland bei 3,8%, während Lehrerrinnen häufiger langzeitkrank sind als Lehrer (vgl. Wissenschaftliches Institut der AOK, 2014).

Bei verbeamteten Lehrkräften ist der Anteil der Frühpensionierungen - verglichen mit anderen Berufsgruppen - hoch (Weber et al., 2004).

1.3.2 Schüler

Die heutigen Schüler werden in einer Leistungsgesellschaft groß, in der die Anforderungen ihres Umfeldes (insbesondere der Eltern und Lehrer) ein immer größeres Ausmaß annehmen. Hurrlemann stellte im Jahre 2000 in einer Umfrage fest, dass lediglich 10% der Eltern sich mit einem Hauptschulabschluss zufrieden stellen, wohingegen alle anderen Eltern von ihrem Kind einen Gymnasialabschluss oder einen Realschulabschluss verlangen.

Das drohende Schulversagen und das Nichtgerechtwerden der Anforderungen geht häufig damit einher, dass der Schüler nach und nach in delinquente und aggressive Verhaltensmuster verfällt und zu Gesundheitsproblemen sowie zum Konsum legaler und illegaler Drogen neigt. Ist abzusehen, dass der Erwartungsdruck der Eltern die schulische Leistungsfähigkeit ihres Kindes übersteigt, so reagieren viele Kinder mit psychosozialen und psychosomatischen Symptomen (vgl. Hurrelmann 2000, 18 f.).

Im Alter von drei bis 17 Jahren gehören ca. 15% der Kinder und Jugendlichen einer Risikogruppe im Hinblick auf Verhaltensauffälligkeiten und psychische Störungen an (vgl. Hölling et al., 2007 S.784-793)

Laut Schlack et al. (2007, S.827-835) wurde bei ca. 5% von ihnen bereits eine Aufmerksamkeitsdefizit– oder Hyperaktivitätsstörung festgestellt.

Pflück et al. (2000, S.159) stellt geschlechtsspezifische Unterschiede im Hinblick auf Verhaltensauffälligkeiten im emotionalen Bereich fest. Laut Elternbefragung sind bei Jungen 12,5% und bei Mädchen 8,6% im Alter zwischen vier und zehn Jahren betroffen.

Drodel kommt im Jahr 2003 zum Ergebnis, dass etwa 10-12% der Kinder im Grundschulalter an psychischen Störungen in Leistungs-, Wahrnehmungs-, Gefühls-, Kontakt- und sonstigen Entwicklungsbereichen leiden. 18% der Kinder im Grundschulalter sind öfter krank, 51% leiden unter Kopfschmerzen, 26% haben schlechte Träume und 12% haben bereits Erfahrungen mit Zigaretten gesammelt. 58% der befragten Kinder haben schon einmal Alkohol konsumiert. Es ist eine Zunahme der chronischen Krankheiten sowie Gesundheitsstörungen des allergischen Formenkreises zu verzeichnen (vgl. Bundeszentrale für gesundheitliche Aufklärung Köln {BzgA}, 2001).

Es ist von einer Zunahme motorischer und koordinativer Auffälligkeiten sowie Haltungsschwächen und Muskelfunktionsstörungen bei Kindern auszugehen. Auch Übergewicht ist ein zentrales Gesundheitsproblem im Kindesalter, dessen Prävalenz ansteigt. (vgl. Bundesministerium für Familie, Senioren, Frauen und Jugend {BMFSFJ}, 2005 S.158)

1.4 Ableitung von Handlungsschwerpunkten

1.4.1 Lehrer

Bei Lehrern ist die settingbezogene Gesundheitsförderung besonders wichtig, da das Setting Schule für die Lehrer über ihr gesamtes Erwerbsleben hinweg eine zentrale Lebenswelt darstellt. Die heutigen schulischen Rahmenbedingungen können hier gesundheitliche Konsequenzen nach sich ziehen. Das Setting bietet auch die optimale Zugangsmöglichkeit, um Gesundheit gezielt zu unterstützen (Studienbrief S.135-136).

Handlungsschwerpunkt 1: Verhütung von psychischen Störungen und Verhaltensstörungen durch Stressbewältigung am Arbeitsplatz

Das o.g. Ziel bezieht sich auf die Lehrkräfte in der Grundschule. Dieses Ziel wurde ausgewählt, da psychische Störungen und Verhaltensstörungen beim Lehrpersonal heutzutage durch das neue Belastungsprofil eine zunehmend wichtige Rolle in der Gesundheit der Lehrer spielt. Rund ein Viertel der Lehrer leidet an psychischer Erschöpfung. Der Hauptgrund für Frühpensionierungen in diesem Beruf sind psychische Erkrankungen, wodurch darüber hinaus immense Kosten für das Gesundheitssystem entstehen.

Handlungsschwerpunkt 2: Reduktion arbeitsbedingter muskuloskelettaler Gesundheitsprobleme im Lehrerberuf

Muskel-Skeletterkrankungen gehören bei Lehrern wie in anderen Berufsgruppen zu den häufigsten Erkrankungen. Um die Fehltage und somit auch Kosten für das Gesundheitssystem zu minimieren, ist es sinnvoll, hier zu prävenieren.

1.4.2   Schüler

Bei Schülern ist die lebensweltbezogene Gesundheitsförderung und Prävention besonders wichtig, da in Deutschland fast alle Kinder und Jugendliche in der Phase des Heranwachsens über einen sehr langen Zeitraum erreicht werden können. Die heutigen schulischen Rahmenbedingungen können hier gesundheitliche Konsequenzen nach sich ziehen. Das Setting bietet auch die optimale Zugangsmöglichkeit, um Gesundheit gezielt zu unterstützen. (Studienbrief S.135-136).

Handlungsschwerpunkt 1: Gesundheitsgerechte Ernährung bei Schulkindern.

Laut BMFSFJ (2005, S.158) wird Übergewicht auch im Kindesalter mehr und mehr zum Problem. Da im Kindesalter schon gesundheitsrelevantes Verhalten auf- und abgebaut werden kann, ist es sehr wichtig, möglichst früh mit der Gesundheitsförderung zu beginnen um nachhaltig das Verhalten der Menschen zu ändern. Erkrankungen des Herz-Kreislaufsystems sind nach wie vor die häufigste Todesursache in Deutschland. Ein sinnvoller Ansatz, um diesen entgegenzuwirken, ist die gesundheitsgerechte Ernährung. Allerdings sollte hierbei auch beachtet werden, dass die Ernährung der Kinder stark von den jeweiligen Eltern abhängt.

Handlungsschwerpunkt 2: Förderung gesundheitswirksamer körperlicher Aktivität im Schulalltag bei Grundschulkindern.

Gesundheitswirksame körperliche Aktivität hat einen positiven Einfluss auf zahlreiche Faktoren, die förderlich für die Gesundheit sein können. Beispielsweise kann durch die Aktivität Stress bewältigt, Adipositas vorgebeugt und auch die psychische Gesundheit verbessert werden. So können die Kinder schon früh Schutzfaktoren aufbauen, die ihre gesundheitliche Disposition vor allem auch im Hinblick auf Herz- Kreislauferkrankungen verbessern.

2 Schwerpunktthema für ein Projekt zur Gesundheitsförderung im gewählten Setting

2.1 Auswahl und Eingrenzung der Zielgruppe

Die gewählte Zielgruppe des Projekts sind Grundschulkinder im Alter zwischen fünf und zehn Jahren mit zahlreichen Risikofaktoren für Übergewicht und später auch Herz-Kreislauferkrankungen.

2.2 Begründung der Zielgruppenauswahl

Die Zielgruppe wurde gewählt, da es im Kindes- und Jugendalter besonders sinnvoll ist, einen gesunden Lebensstil aufzubauen. Außerdem ist es im Setting Schule besonders einfach, möglichst viele Leute in diesem Alter über einen langen Zeitraum hinweg zu erreichen.

2.3 Festlegung eines Schwerpunktthemas für ein Gesundheitsförderungsprojekt

Das festgelegte Schwerpunktthema für das Gesundheitsförderungsprojekt lautet: Projekt zur bedarfsgerechten und ausgewogenen Ernährung von Grundschulkindern.

2.4 Begründung für die Auswahl des Projekts

Die falsche Ernährungsweise der Heranwachsenden stellt einen zentralen Risikofaktor für die Entstehung von Adipositas und Herz-Kreislauferkrankungen dar. Die Kinder sind nicht in der Lage einzuschätzen, ob sie sich bedarfsgerecht ernähren. Die Ernährung der Kinder ist von ihren Eltern und deren Essverhalten abhängig.

2.5 Erörterung der Spezifischen Ausgangssituation

Im Setting Grundschule ernähren sich die Schüler vorwiegend von Broten, die von ihren Eltern für sie zubereitet wurden. Oft sind diese Brote aus Weißbrot und zum Beispiel mit Nutella oder mit Salami belegt. Über den gesamten Vormittag hinweg nimmt der Schüler keine warme Nahrung und kaum bis gar kein Obst und Gemüse zu sich. Getrunken wird meist Apfelschorle oder Sprudel. Ein Schulbistro gibt es in der Grundschule nicht.

2.6 Ableitung einer Zielsetzung für das Gesundheitsförderungsprojekt

Eine Zielsetzung für das Projekt ist die Sensibilisierung der Eltern gegenüber bedarfsgerechter Ernährung ihrer Kinder. Dies soll durch Einkaufslisten erreicht werden, welche von den Kindern und Eltern gemeinsam erstellt werden. Auf diese Listen schreiben die Teilnehmer einfach alles auf, was sie innerhalb einer Woche einkaufen. Anschließend werden die aufgeführten Produkte gemeinsam bewertet und es werden gesunde Alternativen geboten.

Das soll den Eltern und Kindern aufzeigen, welche Nahrungsmittel ungesund und welche gesund sind und ein größeres Spektrum an gesunden Nahrungsmitteln schaffen. Außerdem soll es den Kindern ermöglichen, selbst Einfluss auf ihre Ernährung zu nehmen.

3   Recherche Modellprojekt

In der folgenden Tabelle werde ich das Modellprojekt „Macht-Dampf" des Bundesministeriums für Ernährung und Landwirtschaft hinsichtlich der zentralen Kernaussagen und Befunde auswerten.

Tabelle 2: Macht-Dampf

Titel des Modellprojekts	Macht-Dampf
Projektlaufzeit	26.01.2016 - Heute
Initiatoren /durchführende Institutionen	Bundesministerium für Ernährung und Landwirtschaft
Ausgangssituation und Ziele	Kinder benötigen gesunde Ernährung für ihre Entwicklung und den Lernerfolg. Da heutzutage immer mehr Kinder in der Kita oder in der Schule verpflegt werden, ist es wichtig, dass das Essen lecker, ausgewogen und hochwertig ist. Das Projekt soll Eltern dabei unterstützen, sich für die Verbesserung des Schul- und Kitaessens einzusetzen.
Methoden bzw. Projektaufbau und Ablauf	Die Eltern werden mittels eines Webportals mit umfangreichen Infomaterialien, einer Elternbroschüre, Postern und Postkaten informiert. Über das Webportal können die Eltern das Essen in den Kitas oder Schulen genau angeben und bewerten lassen. Anschließend werden sie angeleitet, wie sie aktiv werden können.
Projektevaluation / Ergebnisse	Das Projekt „Macht-Dampf" hat schon einige Erfolge zu verbuchen. Neben zahlreichen anderen Schulen und Kitas hat es zum Beispiel die Integrierte Gesamtschule Volkmarode geschafft: Der Caterer hat sich nach dem DGE-Standard 2013 zertifizieren lassen und ein Mensaverein kümmert sich um die Abrechnung. Darüber hinaus testen jeden Tag drei „Probierschüler" alle Gerichte und bewerten sie hinsichtlich dem Geschmack. Anmerkungen und Wünsche können die Schüler hier natürlich auch anbringen.
Schlussfolgerungen	Dieses und vergleichbare Projekte haben einen großen Einfluss auf die Ernährung der Kinder, da mindestens 30% der täglichen Kost in der Schule oder Kita eingenommen wird. Außerdem gilt falsche Ernährung zu den zentralen Risikofaktoren in Bezug auf Herz-Kreislauf-Erkrankungen. Kinder und Eltern sind mit dem Projekt sehr zufrieden, da sie auch Mitbestimmungsrecht haben.

Beurteilung:

Meiner Ansicht nach ist das Modellprojekt für eine Intervention in Grundschulen sehr geeignet, da sowohl Eltern als auch Kinder in das Projekt mit einbezogen werden und somit die Möglichkeit haben, das Ernährungsangebot in der Schule in ihrem Sinne bedarfsgerecht zu gestalten. Auch dass die Aufklärung bei den Eltern ansetzt, finde ich sinnvoll, da diese - wie schon gesagt - den größten Einfluss auf die Ernährung ihrer Kinder haben. Allerdings ist dieses Projekt nur an Schulen mit Schulkantine durchführbar.

4   Literaturverzeichnis

Badura, B., Ducki, A., Schröder, H., Klose, J., Meyer, M. (2014). Fehlzeiten-Report 2014. Erfolgreiche Unternehmen von morgen – gesunde Zukunft heute gestalten. Zahlen, Daten, Analysen aus allen Branchen der Wirtschaft. Berlin, Heidelberg: Springer.

Bundesministerium für Ernährung und Landwirtschaft. Macht-Dampf. {https://www.-macht-dampf.de ; abgerufen am: 01.07.2017}.

Bundesministerium für Familie, Senioren, Frauen und Jugend (2005). Zwölfter Kinder- und Jugendbericht. Bericht über die Lebenssituation junger Menschen und die Leistungen der Kinder- und Jugendhilfe in Deutschland. München: DJI-Verlag.

Bundeszentrale für gesundheitliche Aufklärung Köln (2001). Gesundheit für Kinder und Jugendliche. Hennef: Halft.

Dordel, S. (2003). Bewegungsförderung in der Schule. Handbuch des Sportförderunterrichts. Dortmund: modernes lernen.

Hölling, H., Erhart, M., Ravens-Sieberer, U., Schlack, R. (2007). Verhaltensauffälligkeiten bei Kindern und Jugendlichen. Erste Ergebnisse aus dem Kinder- und Jugendgesundheitssurvey (KiGGS). Berlin: Springer. {Robert Koch-Institut: Bundesgesundheitsblatt 50}.

Hurrelmann, K. (2000): Gesundheitssoziologie. Eine Einführung in sozialwissenschaftliche Theorien von Krankheitsprävention und Gesundheitsförderung. Weinheim, München: Juventa.

Plück, J., Döpfner, M., Lehmkuhl, G., (2000). Internalisierende Auffälligkeiten bei Kindern und Jugendlichen in Deutschland – Ergebnisse der PAK-KID- Studie (133-142). In: Kindheit und Entwicklung 9 (3).

Scheuch, K., Haufe, E., Seibt, R. (2015). Lehrergesundheit. {Deutsches Ärzteblatt Int 2015; 112(20): 347-56; DOI: 10.3238/arztebl.2015.0347.

Scheuch, K., Seibt, R., Rehm, U., Riedel, R., Melzer, W. (2010). Handbuch der Arbeitsmedizin. Fulda: Fuldaer Verlagsanstalt F I–L–2.

Schlack, R., Hölling, H., Kurth, B. M., Huss, M. (2007). Die Prävalenz der Aufmerksamkeitsdefizit-/ Hyperaktivitätsstörung (ADHS) bei Kindern und Jugendlichen in Deutschland. Erste Ergebnisse aus dem Kinder- und Jugendgesundheitssurvey (KiGGS). {Bundesgesundheitsblatt 50}.

Seibt, R., Ulbricht, S., Rehm, U., Steputat, A., Scheuch, K. (2011). Arbeitsmedizinische Vorsorgeuntersuchungen – Bericht zur Gesundheit von Lehrerinnen und Lehrern der Sächsischen Bildungsagentur 2010. Dresden: Selbstverlag der Technischen Universität Dresden.

Weber, A., Weltle, D., Lederer, P. (2004) Frühinvalidität im Lehrerberuf: Sozial- und arbeitsmedizinische Aspekte. Deutsches Ärzteblatt; 101: A-850–9

Wissenschaftliches Institut der AOK (2014). Krankenstand von AOK-versicherten Lehrkräften an allgemeinbildenden Schulen in Deutschland 2012 und 2013 – Sonderauswertung. Berlin: Wissenschaftliches Institut der AOK.

5 Tabellenverzeichnis

5.1 Tabellenverzeichnis

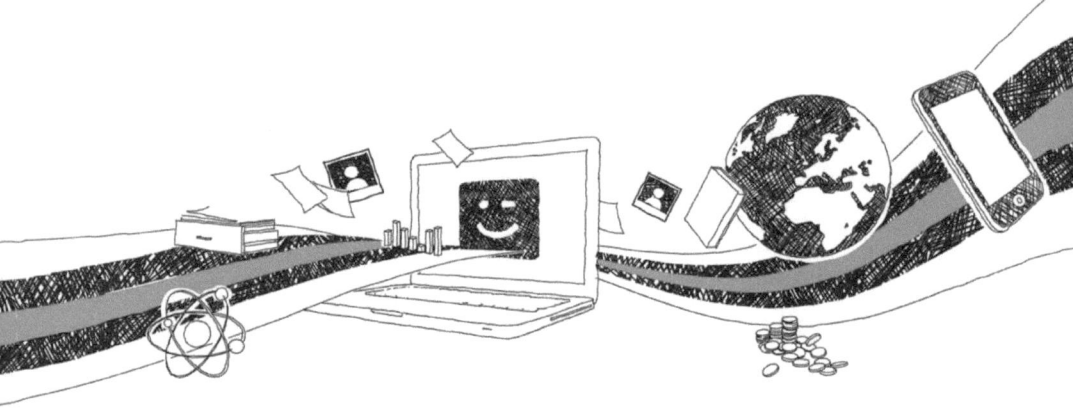
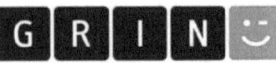